ÉTUDE CRITIQUE

SUR LES OPÉRATIONS CHIRURGICALES

DU

PTOSIS PARALYTIQUE

PAR

Panagiotis TERPANDROS

DOCTEUR EN MÉDECINE DE LA FACULTÉ DE PARIS

Ancien interne des Hôpitaux de Bucharest

PARIS

IMPRIMERIE DES ÉCOLES

HENRI JOUVE

23, rue Racine, 23

1886

ÉTUDE CRITIQUE

SUR LES OPÉRATIONS CHIRURGICALES

DU

PTOSIS PARALYTIQUE

PAR

Panagiotis TERPANDROS

DOCTEUR EN MÉDECINE DE LA FACULTÉ DE PARIS

Ancien interne des Hôpitaux de Buckarest

PARIS

IMPRIMERIE DES ÉCOLES

HENRI JOUVE

23, rue Racine, 23

1886

A MON PÈRE

A MA MÈRE

Hommage d'affectueuse reconnaissance

A MES FRÈRES

Dévouement et affection éternels

A MES PARENTS

A MES AMIS

A MON PRÉSIDENT DE THÈSE

M. LE PROFESSEUR U. TRÉLAT

Professeur de clinique chirurgicale à la Faculté de Paris
Chirurgien de l'hôpital de la Charité
Membre de l'Académie de Médecine
Officier de la Légion d'Honneur

A M. LE PROFESSEUR PANAS

Membre de l'Académie de Médecine
Professeur d'ophthalmologie à l'Hôtel-Dieu
Chevalier de la Légion d'honneur

A MES EXCELLENTS PROFESSEURS DE LA FACULTÉ
DE MÉDECINE DE BUCKAREST (Roumanie)

ET MES PREMIERS MAITRES DANS LES HOPITAUX

MM. LES DOCTEURS TURNESCO, SEVERANO SUTZO et THEODORESCO

Externat et internat

A MES PREMIERS PROFESSEURS DE L'UNIVERSITÉ
D'ATHÈNES (Grèce)

ÉTUDE CRITIQUE

SUR LES

OPÉRATIONS CHIRURGICALES DU PTOSIS PARALYTIQUE

PRÉFACE

Arrivé au terme de mes études, je ne puis me défendre d'une certaine émotion, en songeant que je devrai bientôt quitter la France.

J'ai été si bien accueilli, aussi bien par les étudiants, mes camarades, que par mes éminents maîtres dans les hôpitaux, que je m'étais peu à peu habitué à considérer la France comme une seconde patrie.

Qu'il me soit permis d'adresser plus particulièrement un hommage respectueux à M. le professeur Panas, dans le service duquel j'ai pu entreprendre ce modeste travail et compléter mon instruction ophthalmologique.

Je remercie également tous mes maîtres dans les hôpitaux des excellents conseils qu'ils m'ont donnés pendant le cours de mes études médicales.

Que M. le professeur Trélat, qui a bien voulu accepter la présidence de ma thèse, reçoive ici l'assurance de ma profonde reconnaissance.

'Ιητρικῇ δὲ πάντα πάλαι ὑπάρχει, καὶ ἀρχὴ καὶ ὁδὸς εὑρημένη, καθ' ἣν καὶ τὰ εὑρημένα πολλά τε καὶ καλῶς ἔχοντα εὕρηται ἐν πολλῷ χρόνῳ, καὶ τὰ λοιπὰ εὑρεθήσεται, ἤν τις ἱκανός τε ἐὼν καὶ τὰ εὑρημένα εἰδώς, ἐκ τούτων ὁρμώμενος ζητέῃ.

(Ἱπποκράτους, περὶ ἀρχαίης ἰητρικῆς).

INTRODUCTION

Dans le cours de nos études ophthalmologiques, il nous a été donné d'observer, dans le service de M. le Professeur Panas, quelques cas du ptosis paralytique, opérés et guéris par cet éminent chirurgien. En étudiant cette affection, nous avons pu voir que le traitement du ptosis est, sans contredit, l'un des points les plus controversés de la chirurgie oculaire, et il y a peu de maladies qui ont fait naître un si grand nombre des procédés opératoires dont le résultat est loin d'être toujours satisfaisant. Beaucoup des praticiens sont encore indécis sur le choix du meilleur procédé qu'il convient d'adopter pour guérir cette affection.

Les résultats très-avantageux, obtenus par M. Panas sur deux malades opérés par son nouveau procédé, nous ont suggéré l'idée d'en faire le sujet de notre thèse inaugurale, et d'après le conseil de cet éminent maître nous avons entrepris l'étude critique des diverses opérations chirurgicales essayées depuis longues années pour remédier à un état pathologique si gênant, de la paupière supérieure.

Nous avons divisé notre étude en deux parties principales : Dans la première, nous donnons un exposé très sommaire de l'anatomie et de la physiologie de cette région, en ce qui concerne surtout l'appareil musculaire. La pathogénie et les différentes formes du ptosis paralytique sont traitées aussi succinctement que possible dans un autre chapitre.

Dans la deuxième partie, nous décrivons en détail, d'après leurs auteurs, les procédés opératoires employés jusqu'à aujourd'hui pour remédier au ptosis. Nous les accompagnons d'une courte discussion sur leur mode d'action et leur résultat. Ces procédés étant épars dans les journaux et recueils périodiques, nous avons jugé qu'il serait peut-être digne d'intérêt de les rassembler pour essayer d'en faire un tout homogène.

En faisant ce travail, nous n'avons d'autre prétention que de synthétiser et d'éviter au lecteur des recherches toujours longues et laborieuses.

PREMIÈRE PARTIE

CHAPITRE I

CONSIDÉRATIONS ANATOMIQUES

Les paupières sont deux replis musculo-membraneux, placés au devant du globe oculaire et destinés à le défendre contre la lumière et les agents extérieurs.

La paupière supérieure est divisée par un sillon horizontal en deux portions : une portion inférieure bulbaire, une autre supérieure orbito-palpébrale.

Les tissus propres comprennent une série de couches de nature très différente et jouant chacune un rôle physiologique spécial. Ces couches superposées sont : 1° La peau ; 2° une couche musculaire ; 3° le tarse avec son ligament suspenseur ; 4° une couche conjonctive lâche ; 5° la conjonctive palpébrale.

La peau est très fine, mince, diaphane, et permet d'apercevoir les vaisseaux au-dessous d'elle. Elle présente des plis transversaux formés par les mouvements de la paupière. Ils sont au nombre de trois qui partent de l'angle externe de la paupière. Lorsque le globe de l'œil s'affaisse, par une cause quelconque, ces plis s'exagèrent.

Ceux-ci réussissent à cacher la cicatrice qui résulte de l'incision pratiquée sur la paupière supérieure, pourvu que celle-ci soit toujours parallèle à ces plis, c'est-à-dire horizontale. La peau contient dans son épaisseur des follicules, des glandes pileuses, des glandes sudoripares et des poils.

Immédiatement sous la peau, on trouve la portion palpébrale du muscle orbiculaire, qui est si adhérent avec elle qu'on ne peut pas le séparer même par une dissection minutieuse. Le tissu cellulaire qui les unit n'est seulement visible qu'au microscope. Ce muscle, jouant un rôle très important aux mouvements des paupières, mérite d'être décrit avec quelques détails.

L'orbiculaire des paupières (1) est un muscle complexe, très mince, disposé en sphincter autour de l'orifice palpébral et du sac lacrymal. Il se compose d'un certain nombre de faisceaux indépendants les uns des autres, tant au point de vue anatomique qu'au point de vue physiologique. Ces faisceaux sont disposés en trois portions ou zones : une portion orbitraire ou extra-palpébrale ; une portion intra-palpébrale ou palpébrale proprement dite, et une portion ciliaire ou lacrymale.

La zone extra-palpébrale, très intimement unie à la peau, dépasse le rebord orbitaire, s'attache aux bords supérieur et inférieur d'une bandelette fibreuse, *ligament palpébral interne*, qui lui sert de tendon (tendon direct de l'orbiculaire) et qui se fixe, en dedans, à la crête lacrymale de l'apophyse montante du maxillaire supérieur ; elle s'insère en outre au bord interne de l'orbite, au-dessus et au-dessous de ce tendon. De là, les fibres se portent en dehors, les supérieures en haut, les inférieures en bas, pour se réunir en dehors de l'angle interne de l'œil en formant un cercle presque complet. Elle envoie souvent quelques faisceaux au frontal.

La zone palpébrale proprement dite, mince, composée de fibres d'une coloration rouge pâle et située dans l'épaisseur de la paupière, s'attache en dedans au tendon direct ; en dehors, au lieu de se confondre entre elles, comme pour la précédente, les fibres supérieures et inférieures s'attachent aux deux bords d'un ligament appelé *ligament palpébral externe*.

Une troisième portion, composée de fibres musculaires, d'une pâleur excessive, forme la portion marginale de l'orbiculaire ; c'est le muscle ciliaire de Riolan, situé au bord libre des paupières, entre les bulbes pileux des cils et le cartilage tarse, et inséré, d'une part, sur les conduits lacrymaux, et d'autre part, sur la commissure externe des paupières ou ligament palpébral externe.

Müller (2) a découvert, dans les paupières, des couches membraneuses des fibres musculaires lisses, innervées sans doute par le sympathique, auxquelles il a donné le nom de *muscle palpébral supérieur*. Ce muscle offre une longueur de 10 millimètres, et s'étend du muscle élévateur de la paupière supérieure, avec lequel il se continue, au bord supérieur du tarse. Il possède des fibres tendineuses élastiques.

Une couche de tissu conjonctif lâche sert à relier le muscle orbiculaire au cartilage tarse et au plan fibreux qui suspend ce cartilage au pourtour de l'orbite. Grâce à la laxité de ce tissu conjonctif, il arrive que lorsqu'on fait un pli à la paupière, on soulève à la fois la peau, et le muscle orbiculaire qui représente un véritable muscle peaucier.

Le releveur de la paupière supérieure s'étend du sommet de l'orbite vers l'arcade orbitaire, au niveau de laquelle il se continue avec le muscle orbiculaire. Il s'attache, en arrière, à la gaine du nerf optique et à la partie voisine de l'anneau de Zinn, et se dirige parallèlement au droit supérieur, au-dessus duquel il est situé. Au niveau de l'équateur de l'œil, il traverse l'aponévrose oculaire et arrive dans la paupière supérieure. Là devenu mince et très large, il se réfléchit de haut en bas et va se fixer par une expansion tendineuse, qui est décrite aussi sous le nom de tendon, au bord supérieur du cartilage tarse. Les fibres marginales se recourbent en dehors et en dedans, pour aller se fixer, par des aponévroses, aux ligaments palpébraux interne et externe.

Deux muscles encore, sur lesquels, dans des cas particuliers, nous aurons l'occasion de revenir dans le cours de ce travail, concourent plus ou moins directement aux mouvements de cette région : c'est le frontal et le sourcilier.

Le frontal, mince et large, séparé de celui du côté opposé par une languette aponévrotique, s'étend de l'aponévrose épicrânienne vers les téguments de l'arcade sourcilière. Les fibres de leur insertion descendent jusqu'à la partie inférieure du front où s'entrecroisent avec les fibres de l'orbiculaire des paupières et avec celles du sourcilier.

Le sourcilier, muscle court, arciforme, naît de la partie interne de l'arcade sourcilière, et se porte en haut et en dehors en allant s'insérer à la peau du sourcil. Les faisceaux s'entremêlent à ceux du frontal et de l'orbiculaire.

Dans l'épaisseur du bord libre de la paupière est situé le cartilage tarse. Nous nous sommes servi de l'adjectif cartilage pour qualifier le tarse, ne voulant pas nous séparer à ce point de l'usage consacré jusqu'à aujourd'hui par tous les anatomistes. Cependant, dans les très intéressantes leçons sur l'histologie et l'anatomie pathologique des tissus constituant l'appareil oculaire, faites par M. Panas, le savant professeur insiste sur la dénomination fautive du mot cartilage attaché au tarse. Cette couche de la paupière ne contient ni cellule cartilagineuse, ni éléments propres au cartilage. Vu la densité et la résistance de ce tissu conjonctif qui crie sous le scalpel, on lui a donné le nom de cartilage. Il vaut mieux le désigner simplement sous le nom de tarse.

Le tarse s'étend transversalement depuis les points lacrymaux jusqu'à la commissure externe et sert pour maintenir la forme de la paupière. Il a la forme d'un croissant convexe en haut et en bas. Sa résistance est assez grande, et rend l'exploration du cul-de-sac conjonctival difficile. A cause de cette résistance, le chirurgien, pour renverser la paupière supérieure, est forcé de faire basculer le bord supérieur du tarse sur une tige rigide. Il a un bord libre très épais, intimement uni à la peau et percé d'une série de trous visibles à l'œil nu, qui constituent les orif   des glandes de Meibomius; un bord adhérent mince qui donne insertion au ligament large, à la lame fibreuse qui vient de la capsule de Tenon, et à l'expansion tendineuse du releveur. Son extrémité interne se confond avec la portion du tendon direct de l'orbiculaire. L'extrémité interne prend insertion sur la paroi interne de l'orbite.

Le tarse est suspendu au rebord orbitaire par le ligament large, dit ligament suspenseur du tarse. C'est une large bande fibreuse, détachée du pourtour de l'orbite où elle se confond avec le périoste, et vient s'insérer sur le bord adhérent du tarse. Ce ligament se continue en dedans avec le tendon direct de l'orbiculaire ; en dehors, il s'entrecroise avec le ligament inférieur en prenant le nom de ligament palpébral externe et va s'insérer à la paroi externe de l'orbite.

Comme dernière couche de la paupière, nous trouvons la muqueuse conjonctivale qui adhère très intimement à la trame fibreuse du squelette palpébral et se réfléchit sur le globe de l'œil.

Les artères, par leurs anastomoses multiples, forment deux systèmes, un antérieur, l'autre postérieur, séparés par le squelette fibro-cartilagineux de la paupière. Le système antérieur, très riche, est destiné au muscle orbiculaire, aux glandes ciliaires, et à la paupière ; le postérieur, beaucoup plus ténu, est chargé de la nutrition de la conjonctive palpébrale.

Les artères du premier plan aboutissent autour de la fente palpébrale en formant une sorte de cercle constitué par deux troncs principaux émanés de l'ophthalmique, branche de la carotide interne. Ces deux branches, une pour chaque paupière, situées entre le cartilage tarse et la face profonde de l'orbiculaire, se dirigent en dehors, arrivent jusqu'au bord libre des paupières, dont elles restent distantes de trois millimètres environ, en formant une arcade à concavité dirigée vers la fente palpébrale. De nombreuses anastomoses viennent en dedans de la faciale, de la transversale de la face et de la branche nasale de l'ophthalmique, en dehors de la lacrymale et de la temporale superficielle, en haut de la sus-orbitaire. De la concavité de ce cercle artériel naissent des rameaux nombreux qui se rendent dans les bulbes des cils, dans les glandes et les autres parties des bords libres des paupières. Il existe des branches perforantes nombreuses, nées de l'artère marginale et gagnant le système artériel conjonctival.

Quant au système profond conjonctival ou post-tarsien, il est uniquement fourni par deux branches de l'ophthalmique, la lacrymale et les artères ciliaires antérieures.

Les veines suivent le même trajet que les artères. Ces dispositions anatomiques des vaisseaux et les anastomoses considérables qui les précèdent constituent un point très important pour la pratique. Les hémorrhagies qui compliquent si souvent les blessures des paupières sont quelquefois difficiles à arrêter. Il n'y a qu'une compression circulaire qui puisse empêcher le retour du sang autour du point que l'on dissèque. Le chirurgien a un moyen précieux qui lui permet de faire des opérations sur la paupière sans qu'il soit gêné par l'écoulement sanguin. Ce but est obtenu par la pince de Desmarres, et plus commodément encore par la corne, tenue par un aide, de manière à soulever la paupière et à l'ischémier en la pressant.

La paupière est innervée par trois variétés de nerfs qui sont : les nerfs sensitifs, moteurs et sympathiques.

Les nerfs sensitifs proviennent de l'ophthalmique de Willis, branche du trijumeau. Ce sont ces trois branches qui se distribuent dans cette région ; en dehors la lacrymale, au milieu la frontale externe et interne, et en dedans, la nasale.

Les nerfs moteurs sont fournis par deux sources : par le facial qui innerve l'orbiculaire des paupières, et par l'oculo-moteur commun qui anime le relevéur de la paupière supérieure.

Les filets sympathiques suivent le même trajet que les artères pour se rendre, les uns au plexus nerveux de l'artère ophthalmique, les autres à ceux de la faciale et de la temporale superficielle. Ces rameaux sympathiques influent, non seulement sur la sécrétion des glandes nombreuses des paupières, mais ils règlent aussi l'ouverture de la fente palpébrale et celle de l'orifice pupillaire de l'iris.

CHAPITRE II

PHYSIOLOGIE

Grâce à leur appareil musculaire, et par un mécanisme instinctif, sous l'influence d'une action réflexe dont le point de départ est, soit le contact direct d'un corps vulnérant sur la muqueuse conjonctivale ou cornéenne, soit une impression lumineuse trop intense portée sur la rétine, les paupières jouissent de la propriété importante de s'abaisser et de se relever d'une façon intermittente pendant la veille. Ce mouvement, qui a reçu le nom de clignement, a le double but de faire glisser constamment au devant de la cornée une couche humide, des larmes, destinée à la laver et à entretenir son humidité, et de protéger l'œil contre les poussières extérieures qui peuvent, dans cet appareil protectif, le dessécher, produire des altérations de la cornée et entraîner une perte irrémédiable de la vision, comme cela se voit dans les paralysies des nerfs qui se distribuent à cette région. Le rôle des paupières est donc très important parce qu'elles protègent l'œil contre toutes les actions nocives extérieures.

Les mouvements de la paupière sont dépendants de deux muscles, l'un constricteur, l'orbiculaire des paupières, innervé par les filets du facial ; l'autre dilatateur, moins puissant, le releveur de la paupière supérieure, qui reçoit ses filets nerveux de la branche supérieure du nerf oculo-moteur commun. Ces deux muscles sont donc antagonistes et en lutte continuelle pendant la veille. Cet équilibre instable maintient, en temps ordinaire, les paupières entr'ouvertes.

Selon les longues et minutieuses recherches de Duchêne (de Boulogne), il ressort que le muscle orbiculaire des paupières est anatomiquement et physiologiquement composé de muscles indépendants les uns des autres. Ces muscles peuvent se contracter énergiquement à la manière d'un sphincter, avec cette différence que ceux-ci, logés au milieu de parties molles qu'ils doivent amener en contact, décrivent, en état de contraction, une courbe circulaire parfaite, tandis que l'orbiculaire, fixé à ses deux extrémités au diamètre horizontal de la fente palpébrale, a des dimensions presque immuables ; le diamètre vertical seul peut changer. Par suite de cette disposition anatomique, l'ouverture palpébrale se réduit à une fente transversale, et non à un point. Donc l'action commun de ces trois portions différentes de l'orbiculaire que nous avons décrit à la partie anatomique, c'est de se contracter au pourtour de l'orbite et de fermer les paupières. Ordinairement elles agissent isolément, la zone extra-palpébrale en abaissant le sourcil et en le portant en dedans, la zone palpébrale en abaissant la paupière supérieure.

L'action du releveur est tout à fait différente de celle de l'orbiculaire. Ce muscle se compose essentiellement des fibres volontaires innervées par des filets moteurs intrinsèques de la branche supérieure de l'oculo-moteur

commun, qui préside aux mouvements de l'élévation de la paupière supérieure. Le releveur est le seul parmi les muscles qui peut être paralysé à la suite des lésions hémisphériques, qui ont pour caractéristique de n'abolir que les mouvements volontaires. C'est un muscle essentiellement volontaire ; mais on doit lui reconnaître accessoirement une motricité réflexe destinée à rétablir anatomiquement l'ouverture de la fente palpébrale après le clignement (3). Entrer dans les recherches approfondies qui ont été entreprises par différents auteurs pour expliquer le centre de cette motricité réflexe, serait en dehors du but de notre travail ; nous ajouterons seulement que ce centre paraît être situé dans le noyau oculo-moteur, découvert par Stelling, noyau qui existe auprès de la ligne médiane de la protubérance, immédiatement en arrière de son bord antérieur, et à peu de distance au-dessous de l'aqueduc de Sylvius.

Ainsi donc, l'action prédominante de l'orbiculaire est de fermer complètement les paupières ; au contraire, l'élévateur relève le voile supérieur, et met la plus grande partie de l'œil à découvert. L'antagonisme de ces deux muscles tient l'œil ouvert pendant la veille.

Mais comment expliquer le mécanisme par lequel les paupières se ferment pendant le sommeil et s'ouvrent au moment de la mort ? Il n'est pas possible, en effet, d'invoquer la contractilité de l'orbiculaire, pour expliquer l'occlusion de l'œil pendant la nuit. Dans le sommeil, la volonté n'intervient plus pour maintenir l'orbiculaire en état de contracture, d'autre part, la contraction musculaire est intermittente et ne saurait persister du soir au matin.

La mise en jeu de la tonicité musculaire, au contraire, juge tout. Quand deux muscles sont antagonistes, le plus volumineux a une tonicité supérieure, en vertu de laquelle il attire de son côté l'organe qui leur fournit une surface commune d'insertion. Les mouvements imprimés à cet organe ont pour limite l'équilibre qui s'établit entre les deux forces opposées. Le rapprochement des voiles palpébraux est en état d'équilibre par les forces toniques des muscles, qui produisent l'occlusion et la dilatation alternative de l'orifice palpébral, l'orbiculaire et l'élévateur de la paupière supérieure, étant antagonistes. Pendant la veille, l'orifice palpébral est ouvert parce que son muscle dilatateur se contracte, mais au moment où le sommeil commence, les deux muscles antagonistes tombent sous l'influence de leurs forces toniques respectives, et la tonicité du sphincter étant supérieure à celle du dilatateur, les paupières se rapprochent. L'orifice palpébral se ferme pendant le sommeil, non parce que le sphincter se contracte, mais parce que le dilatateur cesse de se contracter (Sappey) (4).

Cependant, cette manière de voir ne satisfait pas tous les auteurs. M. Panas (5) pense que la contraction active de l'élévateur n'intervient en réalité que dans l'ouverture volontaire et complète des paupières, alors qu'on ouvre de grands yeux, ou qu'on regarde en l'air. Dans les autres circonstances, au contraire, la seule force tonique de ce muscle suffit. Comme argument de son assertion, cet auteur invoque le fait observé après la mort. Pendant cet état, ou toute action musculaire est abolie, les yeux restent ouverts, preuve qu'après la dernière contraction du muscle orbiculaire, la seule tonicité qui semble survivre à celle de l'orbiculaire est suffisante pour tenir les yeux ouverts. On pourrait donc supposer qu'à chaque contraction active de l'orbiculaire, la force tonique de ce muscle décroît tandis que celle du muscle élévateur, qui ne participe pas à la contraction, autrement dit à la fatigue, étant devenue prépondérante, entraîne en haut la paupière supérieure sitôt que la contraction réflexe ou volontaire du muscle orbiculaire vient à cesser (Panas).

Les contractions des paupières ont une influence considérable sur le cours des larmes, dont elles règlent la direction vers le sac lacrymal situé vers le grand angle de l'œil. Pour terminer ce chapitre, nous signalerons aussi le rôle important que les paupières jouent dans la régularisation de la circulation oculaire. La contraction de l'orbiculaire comprime le globe oculaire et chasse le sang accumulé dans cet organe.

CHAPITRE III

DU PTOSIS PARALYTIQUE

L'affection qui nous occupe, est une variété de la maladie connue sous le nom de ptosis, chute de la paupière ou blépharoptose, et caractérisée par un prolapsus de la paupière supérieure, provoquant une difformité choquante de cette région et une gène considérable chez l'individu affecté.

Une paralysie du muscle releveur de la paupière est le point de départ de cet état pathologique résultant du défaut d'équilibre entre la force de ce muscle et la résistance qu'il doit vaincre. L'orbiculaire des paupières conservant son action de contractilité maintient la paupière constamment fermée, de sorte que le malade ne peut pas dégager sa pupille, et le fonctionnement de l'œil se trouve par cela même empêché. Le voile palpébral qui pend devant le globe oculaire est court et mince quelquefois, mais le plus souvent il conserve sa longueur et son épaisseur normales.

La paralysie peut être complète, et alors l'impuissance motrice est absolue, la paupière descend sur la cornée et recouvre complètement la pupille ; ou incomplète. Dans ce cas, la cornée n'est qu'à moitié voilée par la paupière supérieure, et on dit qu'il y a parésie. Elle peut être aussi unilatérale, ce qui est le plus fréquent, ou bilatérale.

Une autre division plus importante du ptosis, c'est qu'il peut être isolé ou partiel ; l'affection morbide ne touchant que les filets de l'oculo-moteur commun qui se distribuent au releveur, tout l'appareil du globe oculaire conserve son fonctionnement normal ; ou bien la paralysie frappe tous les filets du nerf de la troisième paire destinés aux muscles extrinsèques et intrinsèques, et alors le ptosis est accompagné d'une paralysie totale.

Les causes du ptosis isolé sont de deux ordres : orbitaires ou périphériques ; nucléaires ou centrales.

La cause périphérique est la plus anciennement connue. Elle porte sur les rameaux nerveux intermédiaires à ses origines dans l'orbite et à ses terminaisons dans les fibres musculaires du releveur. Cependant, les recherches minutieuses d'aujourd'hui sur les centres nerveux, et les connaissances exactes sur les radicules originelles de l'oculo-moteur qui se dissocient dans l'épaisseur du système central, ont porté une révolution complète sur cette manière de voir, et on tend maintenant à admettre qu'une paralysie isolée de la paupière supérieure doit avoir son point de départ à une lésion nucléaire ou corticale, de laquelle le plus souvent dépend la blépharoptose.

Néanmoins, nous ne pouvons pas nier l'existence d'un ptosis périphérique occasionné par une tumeur développée au niveau de la voûte orbitaire, par des gommes, des exostoses syphilitiques, des abcès et surtout par le rhumatisme. Des observations nombreuses existent dans la science pour démontrer suffisamment cette assertion.

Un ptosis isolé, de nature centrale, a été étudié et mis en évidence par M. Landouzy (6), qui, en se basant sur des observations bien concluantes, démontre que cette variété apparait, soit isolément, soit en même temps qu'une monoplégie ou une hémiplégie. Ces cas de blépharoptose isolés sont associés à des lésions exclusivement centrales, groupées sur un hémisphère, dans lesquelles la localisation du releveur se trouve dans le voisinage du pli courbe. Dans les faits réunis par Landouzy, les lésions nerveuses périphériques font défaut, tandis que l'existence des lésions centrales semble constante. Donc, une cause centrale produit une paralysie partielle dissociée, et n'intéresse qu'un rameau du nerf oculo-moteur commun, d'où cet auteur conclut que l'origine du nerf de la troisième paire n'est pas *une*, et que cette origine se fait dans l'encéphale, en des points et par des racines multiples qui semblent n'avoir de commun que le tronc vers lequel elles convergent.

Cette forme de ptosis cérébral, dans laquelle la paralysie est croisée par rapport aux lésions, prend un intérêt capital au point de vue du diagnostic. Certes, en face d'une paralysie incomplète de la troisième paire portant isolément sur un ou deux muscles de l'œil, on devra conclure que la cause paralytique réside dans la cavité orbitaire, non loin de la fente sphénoïdale, à cet endroit où le nerf sort du crâne pour se diviser en plusieurs rameaux ; mais quand la paralysie portera exclusivement sur le releveur de la paupière, on doit penser alors qu'il s'agit d'une affection de l'encéphale (Landouzy).

Dans cette variété, le prolapsus peut être plus ou moins complet. La blépharoptose survient subitement, ou bien elle se confirme peu à peu progressivement. Quelques phénomènes intellectuels, comme le délire, les divagations, le trouble de la mémoire, mettent souvent sur la voie de la localisation.

Nous arrivons maintenant à une autre catégorie du ptosis paralytique, dite nucléaire. Le signe caractéristique de cette variété consiste en ce que les phénomènes paralytiques ne persistent pas longtemps isolés, mais ils peuvent être précédés ou suivis des autres manifestations de la lésion de toutes les branches de la troisième paire. La connaissance de cette paralysie est encore de date récente, mais elle constitue déjà un chapitre important de l'ophthalmologie, variété de paralysie oculaire qui n'a été séparée que depuis peu de temps des paralysies vulgaires. Sur ce sujet, le professeur Panas a consacré plusieurs leçons à la clinique ophthalmologique de la Faculté, dans lesquelles il entre avec une clarté et une précision qui lui sont particulières dans une étude très détaillée de cette importante variété. Comme exemple, M. Panas, dans ses leçons, nous présente une femme qui, depuis 3 ans, s'était aperçue que sa paupière du côté gauche ne pouvait plus se relever, qu'elle voyait double et qu'elle avait une déviation de la face qui était attirée vers la droite. Tous ces phénomènes se produisirent sans accompagnement de maux de tête, sans vertige, sans perte de connaissance. La maladie est demeurée stationnaire pendant trois mois sans aucune tendance vers la guérison. Puis la paralysie est devenue plus prononcée, le ptosis très marqué, tel que la pupille est recouverte entièrement par la paupière supérieure. Tous les muscles extrinsèques de l'œil, innervés par la troisième paire, sont complètement paralysés et demeurent immobiles, malgré les efforts de la patiente.

La variété du ptosis nucléaire est fréquente chez les ataxiques, les syphilitiques et les rhumatisants. L'hystérie et la chloro-anémie ont aussi une influence quelconque.

On a observé cette paralysie à la suite d'une angine diphthéritique, plus fréquemment à la suite d'une tumeur de l'orbite par compression des nerfs.

Le traumatisme devient quelquefois le point de départ du ptosis paralytique. Il peut intéresser soit la branche nerveuse du releveur, soit le muscle lui-même. La malade de l'une de nos observations nous donne un exemple de cette paralysie, chez laquelle la nature remonte à un traumatisme par opération chirurgicale, pratiquée sur cette région.

Dans la paralysie partielle de la troisième paire, les signes que l'individu affecté présente sont les suivants (7) : le malade avance la tête rejetée en arrière. La paupière supérieure paralysée recouvre une grande partie de la cornée, et le malade ne peut la relever, même très légèrement, qu'en faisant appel à l'action du muscle frontal qui peut suppléer en partie celle du releveur. La peau de la paupière est absolument lisse, dépourvue de toutes rides transversales, caractère très important pour le diagnostic. Pour supprimer l'influence du frontal, on n'a qu'à presser assez fortement avec le doigt sur le sourcil du sujet, après l'avoir légèrement tiré en bas, pour annuler l'action du frontal. On voit alors la paupière demeurer absolument immobile, malgré les efforts du malade, dont le front se couvre de rides du côté correspondant à la paralysie, tandis que sur un œil sain, le releveur conserve toute son action.

La suppléance du muscle frontal, dans les paralysies du releveur, a été mise à profit dans les opérations qui ont pour but de remédier au ptosis, et dans lesquelles nous entrerons en détail, lorsque nous traiterons le chapitre du traitement.

Dans ces conditions, lorsque le malade peut encore relever, dans une certaine mesure, la paupière supérieure, nous disons qu'il y a une parésie et non une paralysie complète de releveur.

Il peut arriver fréquemment dans les cas où le ptosis dure longtemps, que la paupière s'infiltre et s'œdématie par suite des modifications circulatoires qui sont la conséquence de cette affection.

Dans la paralysie totale, à côté de ces symptômes que nous venons d'indiquer, nous en observons d'autres qui dépendent de l'abolition des fonctions des muscles de l'œil, innervés par la troisième paire. Pour cela, il faut écarter les paupières avec le doigt afin de découvrir le globe oculaire. On note alors le strabisme externe, l'œil étant entraîné en dehors par le muscle droit externe, auquel ne résiste plus son antagoniste, le droit interne. Celui-ci est en effet, complètement inerte et si l'on engage le malade à regarder en dedans, en voit que sa pupille ne peut dépasser la ligne médiane.

Si on fait porter le regard en haut, le malade ne peut obéir, tout mouvement d'élévation, même partiel, est devenu impossible. C'est que les deux élévateurs, le droit supérieur, ou élévateur direct, et le petit oblique, ou élévateur accessoire, sont tous deux innervés par la troisième paire et que tous deux étant paralysés aucune force ne peut les suppléer.

Lorsque le malade regarde en bas, la pupille s'abaisse un peu, car nous trouvons ici, à côté de l'abaisseur direct (droit inférieur) dont l'action est annihilée, le muscle grand oblique, abaisseur accessoire, qui est innervé par le pathétique.

Dans ces paralysies totales de la troisième paire, on observe la dilatation de la pupille qui ne réagit plus à la lumière. Cette dilatation est moyenne, bien différente de la mydriase excessive, provoquée par l'instillation d'un collyre à l'atropine.

Lorsque le malade relève sa paupière avec le doigt, il voit double et souvent est pris de vertiges quand il veut traverser la chambre. Ces symptômes sont dus à ce que l'axe de l'œil paralysé n'est pas en concordance avec celui de l'œil sain. Dès qu'il laisse retomber la paupière, ils cessent.

Parmi les ptosis paralytiques, les auteurs placent aussi une autre forme connue sous le nom de ptosis congénital. On attribue ordinairement cette variété de l'affection qui nous occupe à un vice de développement qui porte soit sur le muscle releveur de la paupière, soit sur le rameau nerveux de l'oculo-moteur commun qui se distribue à ce muscle. Quelquefois l'élévateur manque. Beauvois (8), dans sa thèse, en cite plusieurs exemples, sans indiquer leur source.

Plus fréquemment ce muscle subit un arrêt de développement et alors la force qu'il fournit est insuffisante pour lutter contre la tonicité de l'orbiculaire et tenir la paupière élevée. Il se peut que la tonicité de l'orbiculaire soit très grande, de sorte que les efforts de l'élévateur viennent échouer contre cette résistance.

Suivant Landouzy, la paralysie congénitale est quelquefois due à une lésion circonscrite du cerveau, semblable à celle que nous avons vue à propos du ptosis isolé. Dans le développement de cette affection, l'hérédité peut jouer un rôle important. Une observation du Dr Alessi, publiée dans les Annales d'oculistique (9), le prouve suffisamment. Comme signes, nous trouvons que la paupière et très abaissée à la naissance, mais à mesure que l'enfant grandit elle s'élève peu à peu en laissant à découvert une grande partie de la cornée. Le petit malade se livre à une lutte continuelle, forçant son muscle frontal à se contracter pour supléer à l'inaction du releveur. En raison de cet effort plus ou moins considérable, le muscle en action s'hypertrophie, ce qu'on peut constater en saisissant un pli de la peau du côté affecté, entre deux doigts, au-dessous du sourcil. En même temps, le sourcil prend une forme arquée, vu son élévation permanente.

Nous ne citerons que pour mémoire le ptosis mécanique ou organique qui consiste dans une insuffisance relative du releveur, demeuré parfaitement sain, et dont la tâche qui lui incombe est supérieure à ses forces. Les causes de cette forme sont les infiltrations, les granulations palpébrales, les ophthalmies purulentes, les conjonctivites chroniques, l'érysipèle, l'épaississement éléphantiasique des paupières, les lipômes. On comprend bien que dans ces circonstances, le poids des paupières, devenant très lourd, les forces du releveur ne parviennent pas à les maintenir relevées. L'action du releveur peut être aussi neutralisée par une force antagoniste survenue dans certaines conditions ; telles sont les cicatrices rétractiles à la suite d'une plaie, d'une brûlure de cette région. Chez les vieillards, on observe aussi une forme de ptosis de nature mécanique, qui reconnaît comme cause l'allongement de la paupière par suite du relâchement des tissus, et alors le releveur, quoique sain, devient incapable de tenir la paupière suffisamment élevée.

De Vecker signale la coïncidence de la paralysie congénitale de la paupière supérieure avec une légère diminution de l'écartement des deux angles des paupières du même œil.

DEUXIÈME PARTIE

Τὰ δ' εἰς χειρουργίην κατ' ἰητρεῖον· ὁ ἀσθενῶν·
ὁ δρῶν· οἱ ὑπηρέται· τὰ ἔργανα· τὸ φῶς· ὅκου·
ὅκως. ὅσα· ὅκως· ὅκου τὸ σῶμα· τὰ ἄρμενα· ὁ
χρόνος· ὁ τρόπος· ὁ τόπος.

(Ἱπποκράτους, κατ' ἰητρεῖον).

CHAPITRE I

OPÉRATIONS CHIRURGICALES DU PTOSIS

La littérature de la chirurgie oculistique renferme grand
nombre des méthodes et des procédés opératoires imaginés
depuis une époque très reculée, ayant pour but de remédier
à une difformité aussi gênante pour le fonctionnement de
l'œil que désagréable au point de vue esthétique ; ce qui
prouve la difficulté de pouvoir obtenir un résultat satisfaisant. Nous allons passer en revue tous les procédés employés jusqu'à aujourd'hui à ce propos, en nous proposant
d'insister longuement sur un nouveau procédé de cette
nature, dû à l'imagination si fertile et à l'infatigable assi-
duité du savant professeur d'ophthalmologie, M. Panas, qui a
tant enrichi cette vaste branche de la chirurgie par ses tra-
vaux si remarquables. Ce nouveau procédé fait le sujet de
notre travail.

Nous ne pouvons pas passer sous silence les différents moyens thérapeutiques qui ont été préconisés à diverses époques contre l'affection qui nous occupe. Aussi il nous sera permis d'en faire un court résumé.

Dans les œuvres de Galien, nous trouvons cette maladie sous le nom de ὠρίωπωσις τῶν βλεφάρων que l'on traitait par une pommmade dite ὑγείδον ἤ ἀμμώνιον.   .   .   .   .

Depuis, on a employé successivement les saignées générales et locales, un régime antiphlogistique, les vésicatoires volants à la tempe, le mercure jusqu'à salivation, les sudorifiques, les stimulants, le badigeonnage à la teinture d'iode ; les frictions avec des liquides stimulants sur la paupière et à la tempe ; des compresses imbibées dans un mélange d'eau de chaux et d'ammoniaque liquide, et appliquées sur la paupière malade ; les cautères au cou, etc. Un moyen plus efficace, c'est l'usage de l'électricité à courants continus.

Lorsqu'on se trouvait en face d'un affaiblissement léger du muscle releveur on se servait d'un support mécanique tel qu'une bandelette agglutinative, destinée à rendre à ce muscle son impuissance. Dans les mêmes circonstances, on se sert aussi des pinces à ptosis, le ressort de Mackens appliqué sur la tête depuis l'occiput jusqu'à l'œil.

M. Constantin Paul (10) a conseillé d'ajouter à la partie postérieure de segment supérieur du cadre qui soutient les verres, un appendice en forme de lame mince qui, au moment où s'appliquent les lunettes, s'introduit entre le globe et la paroi orbitaire supérieure, refoulant la paupière et dégageant ainsi la pupille.

Mais malgré tous ces moyens qui, selon le dire de M. le

professeur Panas, ne sont que « des expédients à l'usage des malades pusillanimes qui ont horreur de la moindre opération », la paupière tombe comme un voile inerte devant le globe oculaire, cachant entièrement la pupile, et le malade étant aveugle vient demander secours à la chirurgie. D'autres fois, la vision peut être, à la rigueur possible, mais à cause de la difformité et de la fatigue à laquelle il est exposé, il réclame aussi l'intervention chirurgicale. L'opération est le seul traitement qui peut permettre une guérison définitive, ou du moins une amélioration notable dans une affection si tenace.

Les différents procédés opératoires que l'on a essayés de divers côtés pour remédier à la paralysie du releveur de la paupière supérieure avaient trois buts, savoir :

1° Le raccourcissement de la paupière ;

2° L'affaiblissement de l'orbiculaire ;

3° La suppléance de l'élévateur par l'occipito-frontal.

A la première catégorie se rattachent les noms de Beer, Himly, Junghem, Hunt et Desmarres.

A la seconde, qui est le commencement de la voie physiologique déjà entrevue et à laquelle ils devaient entrer plus tard, figurent les noms de célèbres ophthalmologistes modernes tels que Bowman, de Graefe, Panas, Galezowski, etc.

A la troisième catégorie, nous voyons ceux de Pagenstecher, Dransart, Dianoux, de Wecker, Everbouach, Meyer, Panas, etc., qui sont parvenus à reconnaître le véritable obstacle de l'insuccès des procédés antérieurs, obstacle vers lequel leur attention devait être désormais portée.

Nous allons tâcher de rassembler ici les différents manuels opératoires proposés successivement de tous les côtés, et de les décrire d'après la division que nous avons adoptée.

A. — Procédés ayant pour but le raccourcissement de la paupière

Procédé de Beer, Himly, Junghem (11).

C'est le plus anciennement employé. Entre les deux branches d'une pince à faces convexes, on saisit un pli de la partie moyenne de la paupière, ayant soin que le pli ainsi formé ne soit ni trop grand ni trop petit. Pour s'en assurer, on n'a qu'à recommander au malade de faire exécuter des mouvements à sa paupière qui doit, dans cette circonstance, ouvrir l'œil aisément. On serre alors les branches de la pince convenablement appliquées, et avec les ciseaux ou le bistouri, on excise la portion exubérante des téguments. Les lèvres de la plaie sont réunies par trois points de suture.

Discussion du procédé. — De l'avis de tous les auteurs, ce procédé est insuffisant pour remédier à un véritable ptosis par absence ou paralysie du muscle élévateur de la paupière. En outre, la cicatrice qui en résulte, cachée sous le pli orbito-palpébral pendant que l'œil est ouvert, devient très manifeste aussitôt que la paupière tombe sur le globe oculaire. Du reste, il n'a été employé qu'aux cas de faible parésie.

Procédé de Hunt (12).

Hunt, de Manchester, ne pouvant obtenir un résultat satisfaisant pour le procédé ci-haut décrit proposa l'opération suivante : enlever par dissection un pli de la peau de la paupière. L'incision supérieure se fait immédiatement au-dessous du sourcil et s'étend de chaque côté jusqu'au-delà des commissures de la paupière. Quant à l'incision inférieure, on ne peut lui assigner aucune direction précise. Elle doit s'approcher jusqu'à une petite distance du bord tarsal de la paupière, et rejoindre l'incision supérieure à chacune de ses extrémités, de sorte que l'on enlève une portion de la peau de la forme d'une feuille d'olivier et d'une étendue qui doit varier suivant le degré plus ou moins considérable de relâchement de la peau, relâchement qui n'est pas le même sur deux individus différents. On réunit soigneusement les bords de la division à l'aide de trois points de suture au moins et l'on panse la plaie comme à l'ordinaire. Le résultat obtenu quand la réunion est complète, c'est l'insertion de la paupière à la portion de la peau du sourcil sur lequel agit le muscle occipito-frontal.

Discussion. — Cette opération ne diffère de la précédente que par l'étendue plus grande de la perte de substance. L'objection qu'on pourrait lui faire, c'est le danger de produire une difformité en enlevant une si grande portion de peau dans une situation si apparente ; on voit souvent le ptosis remplacé par un lagophtalmos ou un renversement de la paupière. Même en supposant que la vision puisse être améliorée, ce moignon de la paupière devient bien disgracieux.

Procédé de Desmarres (13).

Avec un bistouri, il fait à la paupière deux incisions de haut en bas et s'étendant des commissures vers le sourcil. Il réunit par une incision les deux extrémités supérieures des premières plaies. Puis il dissèque jusqu'à un demi centimètre du bord libre, le lambeau compris dans les limites indiquées de ce lambeau disséqué et en haut il excise une portion, dont la hauteur, sur toute son étendue, est de 1 centimètre environ. Cela fait, il réunit, au moyen de cinq points de suture et par glissement, le lambeau palpébral à la plaie de la région sourcilière.

Discussion. — Les résultats de ce procédé ne peuvent pas être supérieurs aux précédents.

B. — Procédés ayant pour but l'affaiblissement de l'orbiculaire.

Les procédés opératoires appliqués au strabisme ont inspiré l'idée aux auteurs de les employer dans le prolapsus de la paupière, pour donner au releveur une insertion capable de favoriser son action. Cependant, ainsi que le fait remarquer très judicieusement M. Massellon (14), les conditions anatomiques des parties sur lesquelles on voulait agir ne se prêtent guère à l'application d'une pareille méthode et les tentatives faites dans ce sens par Bowman et.

de Graefe, ont eu peu de succès. Ne pouvant accroître la force du releveur, on a songé du moins à la résistance contre laquelle ce muscle se trouve impuissant et l'on a affaibli son antagoniste, c'est-à-dire l'orbiculaire.

Procédé de Bowman (15)

La paupière supérieure étant retournée, Bowman excise le bord postérieur ou supérieur du cartilage palpébral, y compris environ un demi-pouce du tendon de l'élévateur de la paupière, inséré à ce cartilage. Avant d'enlever ce lambeau, il place des fils très fins, de façon à réunir les lèvres de la plaie et à assurer ainsi le raccourcissement du tendon de l'élévateur dans une étendue de trois quarts de pouce.

Dans quelques cas, le tendon, raccourci d'une manière permanente, peut contribuer, pour sa part, à l'élévation de la paupière. Le cul-de-sac supérieur de la conjonctive, exposé à peu de mouvements, les plaies y guérissent facilement et la paupière est ramenée dans sa position normale. Malheureusement, comme nous l'avons dit, ces tentatives ont échoué à cause des particularités anatomiques propres au muscle releveur.

Sur un autre malade, Bowman a eu recours à une nouvelle opération ayant pour objet de déplacer le bord inférieur du muscle orbiculaire des deux paupières supérieures. Il commença par enlever un étroit lambeau ovalaire à la peau, qui mit à découvert le bord inférieur de l'orbiculaire, et au moyen d'un couteau à cataracte, il disséqua la peau de la face antérieure du tiers inférieur de ce musclo. Un fil de soie très fin fut alors passé à travers la peau, au-dessous et tout prêt du bord orbitaire, au-dessus des angles externe et interne de l'incision cutanée ovalaire; le fil fut ensuite amené entre la peau et le muscle, où il fut poussé à travers ce bord, de façon à embrasser quelques fibres musculaires. Cela fait, le fil fut ramené entre le fibro-cartilage et la face postérieure de l'orbiculaire, de manière à ressortir de la peau à un point situé à environ quatre lignes du point d'introduction. Chaque muscle orbiculaire se trouva ainsi suspendu par deux anses de soie, et les extrémités des fils furent nouées au-dessus d'un morceau d'emplâtre, de manière à relever la paupière et le muscle orbiculaire derrière la peau détachée.

Discussion. — Par ce procédé, Bowman ne sacrifie pas le muscle orbiculaire, il le raccourcit seulement par une ligature sous-cutanée. Mais cette façon d'agir ne répond pas avec profit au défaut d'action absolu du muscle élévateur de la paupière. Aussi ce procédé est depuis abandonné.

Procédé de de Graefe (16).

Cette opération s'exécute de la manière suivante. On pratique une incision transversale dans la peau de la paupière supérieure à la distance de 6 millimètres de son bord libre d'une commissure à l'autre. On écarte alors fortement les lèvres de la plaie par des tractions de haut en bas, et on dissèque légèrement le tissu sous-cutané près des lèvres de la plaie. Le muscle orbiculaire ainsi mis à découvert, on en saisit avec des pinces à griffes une portion large de

8 à 10 millimètres qu'on excise avec des ciseaux courbes ou avec le bistouri, en prenant garde de ne pas inciser l'aponévrose sous-jacente. Immédiatement après l'excision de l'orbiculaire, on procède à la réunion des lèvres de la plaie par deux ou trois sutures qui doivent comprendre les bords de la plaie musculaire, aussi bien que ceux de la plaie cutanée.

L'application de ces sutures doit être pratiquée de la manière suivante : on enfonce d'abord l'aiguille dans la lèvre inférieure de la plaie cutanée, puis on saisit la lèvre inférieure de la plaie musculaire avec des pinces, et l'on y enfonce l'aiguille, qui pénètre ainsi dans la profondeur de la plaie. Ensuite on prend avec les pinces le bord supérieur de la plaie musculaire, on y enfonce l'aiguille de dedans en dehors, et après avoir traversé la lèvre supérieure de la plaie cutanée, on ferme la suture.

Il suffit d'en appliquer trois de cette manière, et en cas de besoin, de réunir encore par quelques autres la plaie cutanée seulement.

Discussion. — Cette opération a pour effet de raccourcir, dans son épaisseur, et en même temps d'affaiblir l'orbiculaire. Mais elle ne peut donner des résultats qu'en cas d'une parésie du muscle élévateur. Les tentatives de de Gracfe ont été, du reste, portées sur les insuffisances relatives de ce muscle.

Procédé ancien de Panas.

M. Panas, pendant qu'il dirigeait le service de chirurgie de l'Hôpital Saint-Louis, avait pensé à combiner les deux procédés de Hunt et de de Graefe par une méthode opératoire qui lui a réussi très avantageusement. L'éminent chirurgien appliqua cette méthode sur une femme de 24 ans, atteinte de ptosis congénital de la paupière supérieure gauche, et il obtint un succès complet. Voici comment il décrit sa manière d'agir (17) :

« A l'aide d'une pince à serrefines, je fis à la peau un pli suffisant que j'excisai d'une commissure à l'autre, et dont la hauteur s'étendait du bord supérieur du cartilage tarse jusqu'au sillon orbito-palpébral supérieur. J'enlevai de la sorte un lambeau de peau de forme ovalaire ; les fibres superficielles du muscle orbiculaire étant alors apparues, je les excisai avec soin, non seulement dans toute l'étendue de la plaie cutanée, mais encore au loin, sous la peau, de façon à mettre largement à découvert le ligament suspenseur du cartilage tarse. Je réunis ensuite les deux lèvres de la plaie avec des sutures métalliques comprenant toute l'épaisseur de la paupière (peau, muscle orbiculaire, ligament palpébral et conjonctive).

En opérant de la sorte, on affaiblit considérablement le muscle orbiculaire au profit de son antagoniste le releveur, et l'on n'a point à craindre l'ectropion, puisqu'on raccourcit, dans une égale mesure, toutes les couches constituantes de la paupière.

Le résultat a complètement répondu à mon attente. Aujourd'hui, six mois après l'opération, le malade se sert librement de son œil pour travailler. La paupière supérieure jouit d'une élévation à peu de chose près complète, grâce à l'action prépondérante et directe du muscle occipito-frontal sur ce voile membraneux (Panas).

Procédé de Galezowski.

La méthode dont se sert M. Galezowski est à peu près analogue.

Voici comment elle s'exécute (18) :

A l'aide de trois pinces placées, l'une au centre, les deux autres aux extrémités, il saisit la paupière dans son tiers supérieur et forme un repli qui contient, non-seulement la peau et l'orbiculaire, mais encore une partie plus ou moins grande du muscle suspenseur du tarse. Il excise ce pli avec des ciseaux courbes, de sorte que la plaie a la forme ovalaire. Il place ensuite des sutures métalliques comprenant tous les éléments constitutifs de la paupière.

C. — PROCÉDÉS AYANT POUR BUT LA SUPPLÉANCE DE L'ÉLÉVATEUR PAR L'OCCIPITO-FRONTAL

L'affaiblissement de l'orbiculaire n'ayant pas été couronné du succès cherché dans tous les procédés que nous avons énumérés, l'attention des opérateurs a été dirigée vers le muscle frontal dont on a essayé de transporter l'action d'une façon directe sur la paupière supérieure, de manière à substituer ce muscle au releveur. Il s'agissait de rendre plus intimes les rapports entre les dernières fibres du frontal et les téguments de la paupière. Pour obtenir ce but, on devait employer des moyens ayant la tendance à établir une cicatrice profonde allant du tarse au-dessus du sourcil. Leurs efforts ont été suivis d'un résultat plus ou moins satisfaisant, étant parvenus à produire artificiellement une sorte de tendon qui relie la paupière au muscle frontal.

Procédé de Dransart.

C'est Dransart (de Somain) qui, le premier, a réalisé cette manière de voir, à l'aide d'une méthode pratiquée pour la première fois en 1879, et communiquée à la Société de médecine du Nord, en juin 1880.

Voici comment cet auteur décrit son procédé (19).

Incision de la peau de la paupière supérieure tout le long du bord supérieur du cartilage tarse.

Dissection de la peau jusque sous le muscle sourcilier, de façon à mettre à nu la partie supérieure du muscle orbiculaire.

Une aiguille armée d'un fil de catgut traverse le bord supérieur du cartilage tarse à sa partie moyenne, de sa face superficielle vers sa face profonde; quand le tarse est traversé dans toute son épaisseur, l'aiguille est dirigée vers le muscle sourcilier en ayant soin de la faire voyager sous une certaine épaisseur de fibres musculaires et de tissu cellulaire. Arrivée sous le sourcil, l'aiguille retirée entraîne le fil de catgut dans le trajet qu'elle vient de parcourir. On passe de la même façon deux autres fils à droite et à gauche du fil médian, à une distance de 6 à 8 millimètres, puis on noue fortement les fils de catgut, on coupe ces fils au ras du nœud, et on laisse retomber le lambeau de peau disséqué, qui vient reprendre sa place tout naturellement.

Cette opération a pour but de relier par trois fils le cartilage tarse au muscle frontal. Chacun de ces fils laisse une traînée cicatricielle sous-cutanée qui remplace ultérieurement l'action des fils quand la plaie a digéré ces derniers. Ces traînées cicatricielles servent *d'intermédiaire* entre le cartilage tarse et les fibres du muscle frontal, dont elles constituent, pour ainsi dire, le *tendon d'attache.* Le frontal devient, par le fait, le muscle élévateur de la paupière supérieure.

Procédé de Pagenstecher.

Pagenstecher, un an après Dransart, faisait au Congrès de Londres la communication d'un procédé analogue. En voici la description (20).

L'opération consiste uniquement dans l'application d'une suture. Une aiguille, munie d'un fil solide, est introduite à une largeur de doigt au-dessus du milieu de l'arc sourcilier. Cette aiguille est ensuite glissée de haut en bas sous la peau de la paupière, de façon à ressortir au milieu du bord ciliaire. Les deux extrémités du fil sont alors liées en serrant d'abord cette suture modérément.

Le nœud ainsi formé étant chaque jour resserré, la peau se trouve bientôt coupée. La cicatrice qui en résulte est assez peu accusée et n'entraîne qu'une minime difformité. Une seule suture est suffisante pour la guérison du ptosis ; mais on peut aussi, au besoin, faire usage de deux ligatures semblables, placées à une petite distance l'une de l'autre. Enfin, il sera parfois préférable de ne pas porter la suture jusqu'au bord palpébral et de faire sortir l'aiguille vers la partie moyenne de la paupière.

Ce procédé n'est conseillé par Pagenstecher que dans les

hauts degrés de ptosis, nécessitant l'établissement d'une bride cicatricielle puissante; mais lorsque le ptosis est incomplet, il évite au malade la formation d'une cicatrice sur la paupière, en pratiquant une ligature sous-cutanée de la façon suivante :

Un fil ayant été muni de deux aiguilles, une à chaque extrémité, on introduit l'une de ces aiguilles sous la peau de la paupière au voisinage du bord ciliaire, en la conduisant parallèlement à ce bord et en la faisant ressortir à une petite distance (1 à 2 millimètres). Précisément, dans le point où l'aiguille est ressortie, on la fait pénétrer de nouveau, mais en lui imprimant cette fois une marche de bas en haut pour sortir définitivement à un travers de doigt au-dessus du milieu du sourcil.

L'aiguille que porte l'autre extrémité du fil doit suivre également un chemin vertical, en partant du point d'entrée de la première aiguille, pour ressortir au-dessus du sourcil, précisément dans le point choisi pour la sortie de la première aiguille. Les extrémités du fil sont alors serrées et nouées. Cette suture, qui peut rester en place un temps variable, sera abandonnée jusqu'à ce qu'elle coupe les tissus qu'elle comprend, dans le cas où on jugera utile d'accentuer le cordon cicatriciel sous-cutané que l'on se propose d'établir entre le muscle frontal et la paupière.

Discussion. — Les ligatures ainsi faites peuvent provoquer de la douleur, de l'ecchymose et du gonflement.

M. de Wecker a expérimenté ces sutures élévatrices et a démontré que leur action, très lente à s'établir, n'était pas d'un dosage facile. En outre, la suture sous-cutanée, très difficile à placer d'une façon exacte sous la peau pour pouvoir être supportée longtemps, se montre insuffisante lorsqu'il s'agit de guérir un ptosis accusé, comme il arrive chez les personnes à ptosis double paralytique ou sénile, qui ne sont plus capables de se servir seules.

Il a donc recouru à une combinaison des anciens procédés.

Procédé de de Vecker (21)

La description de ce procédé, donnée par son auteur dans tous ses détails, est la suivante :

De même que dans le procédé de de Graefe, on remarque un lambeau ovalaire comprenant la peau et le muscle orbiculaire, ou encore n'intéressant que le muscle seul à l'aide d'une incision courant à 4 ou 5 millimètres le long du bord libre de la paupière. Cette incision est pratiquée soigneusement en se servant d'une pince hémostatique qu'on retire ensuite. De quelque étendue qu'ait été l'incision de la peau et du muscle orbiculaire, je ne place jamais plus de deux sutures, tandis qu'il en fallait 5 ou 6 dans l'ancien procédé.

Voici comment s'établit à la fois la fermeture de la plaie et le soulèvement de la paupière. On pénètre avec une aiguille munie d'un fil de soie (soigneusement désinfecté et trempé au moment même de s'en servir dans une solution concentrée d'acide salicylique ou d'acide borique) en un point situé au-dessus du sourcil à une longueur de doigt, plus haut que le rebord orbitaire supérieur. Glissant sous la peau et le tissu musculaire, on ressort à la partie supérieure de la plaie, au-dessous du muscle orbiculaire coupé.

On pénètre alors de nouveau au-dessous du muscle orbiculaire, près de la plaie inférieure, et l'on ressort au milieu de la bandelette cutanée. Un pont de 5 à 6 millimètres étant ménagé, on suit la marche inverse, c'est-à-dire que l'aiguille est dirigée sous la peau et le muscle ressort dans la plaie pour rentrer à la partie supérieure de celle-ci, chemine sous le sourcil et sort définitivement à un centimètre du point d'entrée au-dessus du sourcil. Une seconde suture semblable est placée à côté, à la distance d'un centimètre à peu près.

Une douce traction permet de fermer avec la plus grande facilité la plaie qui se comporte merveilleusement, puis on lie, à la manière d'un nœud de cravate, les extrémités de la suture au-dessus d'un petit rouleau de peau de gant. En fermant les sutures, on s'assure bien que l'on n'a pas relevé la paupière au-delà du but qu'on se proposait, et que le malade n'a pas perdu le pouvoir de fermer ses paupières.

Discussion. — Le procédé de de Vecker, quoique suivi de résultats, n'est pas exempt d'inconvénients. En effet, il n'est point indifférent, comme M. Massellon le fait remarquer, qu'un pont de peau se trouve compris à quelques millimètres du bord ciliaire dans l'anse élévatrice, car de la formation d'un pli transversal dans ce point, résulte pour la paupière une apparence qui n'est pas un *des moindres* avantages de ce mode opératoire. D'autre part, la douleur et le gonflement sont très fréquents dans ces ligatures, lentes dans leur action.

Procédé d'Everbusch

Everbusch, en 1882, proposa une autre méthode de traitement du ptosis dont le principe a beaucoup de rapport avec l'avancement d'un tendon musculaire. En voici la description telle qu'elle a paru dans les *Annales d'oculistique* (22).

Le sujet étant anesthésié, Everbusch glisse sous la paupière supérieure, le blépharostate de Smelen dont la plaque doit remonter haut sous la paupière. Mais avant de serrer la paupière dans le demi-anneau, on fait descendre au-dessous de celui-ci autant de peau palpébrale que faire se peut. De sorte que, en serrant la vis, l'instrument comprend dans l'anneau la portion tarsale de la paupière supérieure et ses prolongements, vers le cul-de-sac conjonctival et la peau du front.

L'opérateur incise ensuite la peau et les couches de l'orbiculaire, dans toute la largeur de la paupière, parallèlement au bord palpébral, à distance égale de ce dernier et du sourcil. Il dissèque ensuite la peau et le muscle sous-jacent, en haut et en bas, sur une étendue de 4 millimètres, de sorte que le cul-de-sac supérieur et l'attache de l'élévateur sont accessibles sur la lame tarsale de la paupière, et le muscle peut être mis à découvert. L'extrémité du releveur est saisie dans trois ligatures séparées dont les fils sont glissés entre l'orbiculaire et le tarse, pour ressortir dans le bord libre de la paupière, où on les noue sur des perles de verre. La plaie cutanée est réunie par trois sutures verticales, et le compresseur enlevé avant le dernier acte de l'opération.

Discussion. — Ce procédé peut être employé dans les cas du ptosis atonique, mais dans ces cas il serait préférable d'employer celui de Pagenstecher ou celui de de Vecker. L'avancement du tendon de l'élévateur peut entraîner quelque raccourcissement de la paupière, mais il ne serait pas capable de rendre actifs les mouvements de l'élévation. D'ailleurs, nous avouons que nous n'y attachons aucune importance. Si nous l'avons compris parmi les autres procédés, c'est uniquement pour compléter la littérature de cette question.

Procédé de Meyer.

Un autre traitement sur le ptosis a été appliqué par M. Meyer et la description en a été donnée, l'année dernière, par son élève Caudron dans la *Revue Générale d'ophthalmologie* (23).

Voici comment M. Meyer procède : Incision de la peau de la paupière supérieure, tout le long du bord ciliaire ; à chaque extrémité de cette incision, une section verticale remontant jusqu'au-dessus des extrémités du sourcil. Dissection de la peau jusqu'au muscle sourcilier. Le lambeau cutané, renversé sur le front, M. Meyer passe successivement trois fils de catgut à un centimètre de distance l'un de l'autre, de haut en bas sous les muscles sourcilier et orbiculaire, en glissant l'aiguille sur le cartilage tarse et en ressortant près du bord ciliaire. En fermant les sutures, M. Meyer les serre de façon à remonter la paupière autant qu'il est nécessaire.

Il noue les fils de catgut et les coupé au ras du nœud. Le lambeau de peau disséqué est ensuite remis en place et rattaché au bord ciliaire par des sutures de soie imprégnée d'une solution du sublimé.

Discussion. — Caudron cite quelques observations dans lesquelles les résultats de ce procédé paraissent être relativement heureux.

CHAPITRE II

D'UN NOUVEAU PROCÉDÉ OPÉRATOIRE APPLICABLE AU PTOSIS
CONGÉNITAL ET AU PTOSIS PARALYTIQUE

Tout récemment, M. Panas, l'éminent professeur d'ophthalmologie, en étudiant les différents agents contre lesquels
échouaient tous les procédés inventés jusqu'à aujourd'hui
pour remédier au ptosis complet paralytique et que nous
venons de passer successivement en revue, parvint à ré-
soudre ce problème si difficile. Il imagina un procédé
qui par lui-même peut remplir les conditions cherchées
pour rétablir la tonicité d'une paupière devenue déjà inerte,
et lui rendre ses mouvements d'élévation. M. Panas pratiqua
son nouveau procédé avec un plein succès sur deux personnes atteintes de ptosis paralytique complet et de ptosis
congénital, entrées dans son service à l'Hôtel-Dieu, à la
fin de l'année 1885, dont nous rapportons les observations
telles que l'auteur les a publiées dans les *Archives d'Ophthalmologie*. Mais avant d'aborder la partie descriptive du
manuel opératoire de cet habile chirurgien, nous pensons
utile de définir ici les conditions indispensables à remplir
lorsqu'on est en présence d'une pareille intervention. A
ce propos, nous nous rapporterons à l'excellent article
paru tout dernièrement dans les *Archives d'Ophthalmo-*

logie (24) et traitant dans tous ses détails cette intéressante question.

Les indications à remplir, dit cet auteur, sont complexes. Il faut nécessairement que le voile palpébral soit *raccourci*, mais en même temps, il est indispensable de lui conserver sa *forme naturelle* et de lui restituer le plus possible son fonctionnement d'opercule mobile, capable de s'élever et de s'abaisser tour à tour.

Avant d'intervenir, il faut non-seulement mesurer de combien la paupière impuissante devra être raccourcie, mais aussi et surtout quel est le degré de mobilité dont elle jouit dans l'influence de la volonté. Il va sans dire que ce degré varie avec le plus ou moins de paralysie de l'élévateur de la paupière et aussi avec le plus ou moins de force du muscle frontal qui, en sa qualité de congénère, peut le suppléer en partie. Par contre, une prépondérance du muscle sourcilier ne peut que nuire à l'action de la suppléance en question. Pour mesurer exactement l'étendue de l'arc excursif que peut exécuter la paupière malade, on invite le patient à ouvrir tout grand les deux yeux à la fois. A la seule inspection, on voit le bord libre de la paupière paralysée rester en arrière de son congénère, et c'est à peine si la moitié inférieure de la cornée devient visible de ce côté, alors que du côté sain toute la cornée, et même une partie de la sclérotique, se montrent à découvert.

Dans le choix des procédés opératoires, il faut tenir compte du facteur *forme* de la paupière, celle-ci devant se rapprocher le plus possible de l'état normal.

De là découle la nécessité, pour tout procédé opératoire évritablement efficace, d'assurer par tous les moyens l'anastomose de la partie véritablement mobile de la paupière avec les extrémités libres du muscle frontal. Nous ajouterons comme corollaire que, dans le même ordre d'idées, l'action antagoniste du muscle sourcilier du même côté, en tant que muscle abaisseur, devra être contrecarrée.

En résumé, tout procédé opératoire, destiné à remédier au ptosis congénital et au ptosis acquis paralytique, doit remplir les deux conditions fondamentales que voici :

Raccourcissement de la paupière dans la mesure voulue, par l'élévation rendue définitive de la seule portion bulbaire ou tarsienne de celle-ci.

Insertion du muscle frontal aux lieu et place de l'élévateur absent ou paralysé.

La *première* de ces indications rétablit la forme, la *seconde* supplée au défaut de mobilité du voile membraneux.

Voici maintenant comment l'auteur décrit son procédé dans les Archives d'ophthalmologie.

Procédé nouveau de Panas.

Étant donné un ptosis congénital ou paralytique complet de la paupière supérieure, nous commençons par fixer la paupière sur la plaque en corne, préalablement introduite jusqu'au fond du cul-de-sac conjonctival correspondant.

Au même moment, un aide applique la main sur le front du malade pour empêcher les téguments de se laisser entraîner en bas par le chirurgien, ce qui détruirait le parallélisme des différentes couches composant la paupière.

L'opérateur, armé d'un petit bistouri convexe, trace une incision horizontale à concavité inférieure, allant d'une commissure à l'autre, mais interrompue au milieu, dans une étendue de 8 millimètres. Cette incision suit le bord adhérent du tarse, ou pour mieux dire, le sillon de séparation de la portion tarsienne et de la portion orbitaire de la paupière, sillon qui correspond exactement à l'endroit où le tendon de l'élévateur se confond avec le ligament suspenseur (Voyez fig. 1).

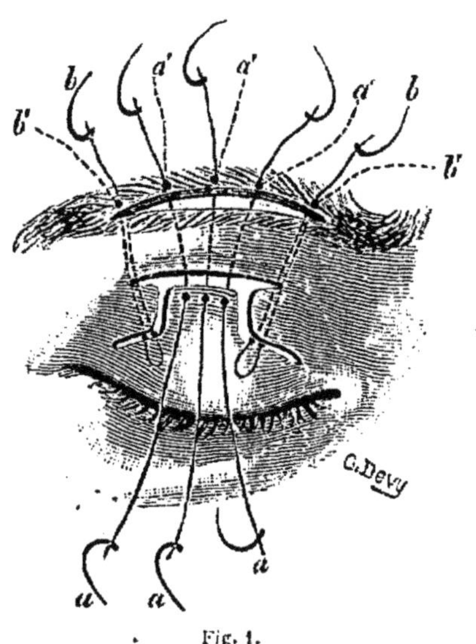

Fig. 1.

A partir de l'extrémité interne de l'excision externe et de l'extrémité externe de l'incision interne, on élève deux incisions verticales et parallèles qui s'arrêtent au sillon de séparation de la paupière avec les sourcils, près du rebord orbitaire.

Une nouvelle incision horizontale de 2 centimètres, à

légère concavité inférieure, relie entre elles les deux incisions verticales.

Cette incision devra intéresser toutes les parties molles
jusqu'au périoste du rebord orbitaire, qu'il faut respecter.

On dissèque alors de haut en bas le petit lambeau médian, ainsi que sa base ciliaire, en passant entre le muscle
orbiculaire en avant, et le tarse en arrière. Il faut prendre
garde de ne pas entamer nulle part le ligament suspenseur
de la paupière.

Une dernière incision courbe, parallèle à la précédente,
est alors pratiquée immédiatement au-dessus du sourcil,
dont elle suit le bord supérieur dans l'étendue de trois
centimètres. Cette incision doit comprendre la peau et le
muscle sourcilier, et ne s'arrêter que quand on a mis le
périoste à nu.

Cela fait, on dissèque soigneusement le pont musculo-
cutané compris entre les deux incisions sourcilières, en
respectant soigneusement le ligament suspenseur des paupières et le périoste frontal qui lui fait suite.

Le pont sourcilier, une fois détaché complètement, on
l'attire en bas, et l'on fait glisser dessous la paupière,
dont on cherche à mettre le lambeau saignant en contact
avec celui de la peau du front et du muscle frontal divisé.

Trois points de suture, faits avec de la soie fine antiseptique, fixent définitivement le petit lambeau au front (a, à).

Comme la traction exercée par ce lambeau cutané médian pourrait ectropionner les paupières, nous pratiquons,
depuis notre première opération, deux sutures latérales
(b. b') qui, cette fois, embrassent le ligament suspenseur
et la conjonctive, à l'exclusion de la peau, et vont se fixer

à la lèvre supérieure de l'incision supra-sourcilière (Fig. 2).

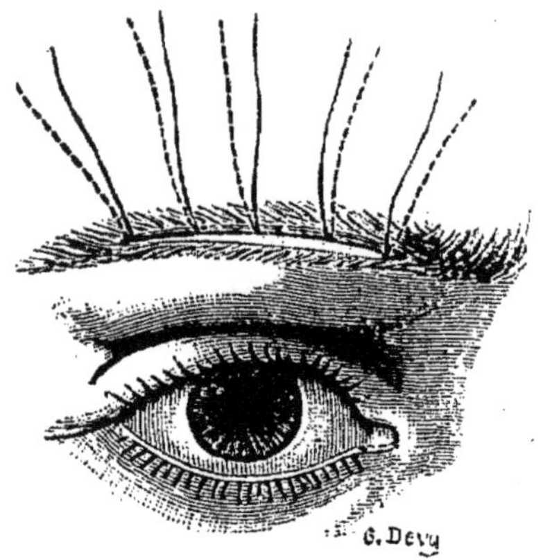

Fig. 2.

Grâce à ces deux plans de sutures, la paupière s'élève directement, et la forme de la fente palpébrale n'est pas changée.

Il ne reste plus qu'à laver la région et à panser le malade d'après toutes les règles de la méthode antiseptique.

Il va sans dire, qu'avant de fixer la suture, il faut calculer l'effet obtenu, qu'on graduera sur le plus ou moins de chute du voile palpébral, qu'il s'agit de relever.

Au début, on obtient toujours une hypercorrection qui n'est point à redouter. L'expérience démontre, en effet, que la paupière ainsi relevée descend petit à petit, au point que plus tard, le résultat ne pèche jamais par excès. Il en est ici comme dans la correction du strabisme.

Généralement on peut enlever les points de suture vers le cinquième ou le sixième jour; mais il faut continuer à appliquer le bandage contentif jusqu'à ce que la cicatrice devienne solide.

Quatre à six semaines après l'opération le ptosis se trouve définitivement corrigé, et c'est à peine si on remarque les traces de l'opération, sous la forme de deux liserés cicatriciels, dont l'un est caché par le sourcil, et l'autre se trouve perdu dans le fond du pli physiologique de la paupière.

Pour expliquer ce résultat, il faut que nous insistions un instant sur ce qui se passe après la réunion primaire des lambeaux.

Sous l'action de l'élasticité des tissus composant la paupière, d'une part, et par l'effet de la force tonique et contractile du muscle frontal, d'autre part, le tissu cicatriciel nouveau qui les relie s'allonge.

Il n'est pas moins vrai que désormais, grâce à cette nappe cicatricielle profonde, le muscle frontal, en se contractant, relève la paupière et supplée ainsi au défaut d'action de l'élévateur absent. Nous ajouterons que par suite de la rétraction progressive du tissu cicatriciel, l'élévation de la paupière paralysée se complète de plus en plus.

Le muscle sourcilier détaché, n'entremêle plus ses fibres d'insertion à celles du frontal, comme cela a lieu à l'état normal, ce qui diminue d'autant son action antagoniste sur la peau du front.

A l'appui de notre assertion, qu'il nous soit permis de rapporter ici les observations de deux malades, une femme et un jeune garçon, que nous avons soumis à ce mode de traitement. On pourra se convaincre, par la relation de ces faits et par les dessins qui y sont annexés, que le résultat opératoire doit être considéré comme satisfaisant.

OBSERVATIONS

Observation I

(Archives d'ophthalmologie).

Marky, femme, 44 ans, entrée le 20 mars 1885, salle Sainte-Agnès, n° 3.

Il y a trois ans, développement d'une tumeur dans la glande lacrymale droite; opérée par M. Richet, après qu'on eut dirigé contre cette tumeur un traitement antisyphilitique. Il s'agissait d'un sarcôme de la glande. Au cours de l'opération, on dut, pour arriver aux limites de la tumeur, intéresser le muscle releveur de la paupière supérieure, il en résultait, après la guérison, un ptosis complet et absolu.

En octobre 1884, mon chef de clinique fit une première tentative, au moyen d'une incision horizontale, et du placement d'une anse de fil passée dans le cartilage tarse et venant sortir au-dessus du sourcil, après avoir suivi dans la profondeur toute la hauteur de la paupière. Le résultat ne fut pas définitif et bientôt la chute de la paupière était presque aussi complète qu'avant l'opération.

A son entrée à l'hôpital, le 26 mars, l'œil droit est complètement fermé. En faisant les plus grands mouvements qu'elle peut produire, elle arrive, grâce à la contraction énergique de son muscle frontal, à séparer un peu les paupières qui ne s'écartent pas de plus de 5 ou 6 millimètres, ce qui ne permet pas même de voir le bord inférieur de la cornée. Il n'existe pas d'anesthésie dans la région. La malade éprouve un peu de gêne, plutôt une sensation de pesanteur. Les mouvements des yeux sont libres.

Opérée le 3 avril sous le chloroforme. Je fais une section en raquette à concavité inférieure des téguments de la paupière supérieure, le long du bord supérieur du tarse. Par son milieu, cette incision se rapproche du sourcil ; la peau de la paupière supérieure, y compris le muscle orbiculaire, est disséquée jusqu'au cartilage tarse. Une seconde incision suit le bord supérieur du sourcil. Je pratique alors la dissec-

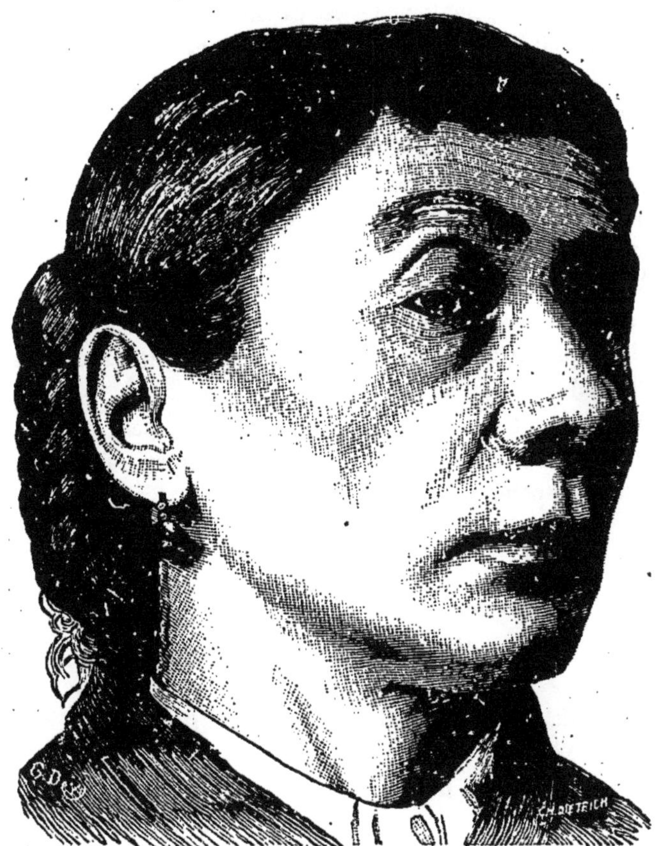

Fig. 3.

tion des téguments entre les deux incisions, de manière à avoir un pont qui soit formé par la région sourcilière, peau et muscle. Quatre fils passant sous le pont réunissent la lèvre inférieure de l'incision palpébrale à la lèvre supérieure de l'incision frontale. Pansement de Lister.

6 avril. — Réunion par première intention ; le pansement ne contient pas une goutte de pus, on enlève les sutures.

13 avril. — La malade quitte l'hôpital. L'adhérence de la paupière, à la peau de la région frontale, est parfaite. L'épiderme de la paupière, en contact avec la surface profonde du pont sourcilier, est légèrement desquamé, il y a, à ce niveau, quelques gouttes de sécrétion purulente mêlée avec de l'épiderme macéré et du sérum.

Le résultat est très satisfaisant d'ailleurs, et la malade en est enchantée. Sans contraction exagérée du frontal, l'orifice palpébral du côté droit est presqu'aussi largement ouvert que du côté opposé, lorsque la malade regarde devant elle.

Aussi l'exercice de la vision binoculaire ne laisse plus rien à désirer après elle, et la configuration de la paupière est donnée par le dessin calqué sur une photographie prise avant la sortie de la malade de l'hôpital (Fig. 3).

On y voit une couche médiane que j'ai évitée depuis, en passant deux autres sutures latérales à travers le ligament suspenseur à l'exclusion de la peau.

OBSERVATION II

(Archives d'ophthalmologie).

A. Henriot, enfant de 13 ans, entré le 21 avril, salle Saint-Julien, n° 23.

A l'âge de 11 ans, il a fait une chute sur un bec de gaz ; il en est résulté des lésions très graves qui ont abouti à la perte totale de l'œil avec atrophie du globe. Il existe actuellement un large colobome traumatique de la paupière supérieure, dont les deux lèvres adhèrent au globe et forment un symblépharon très prononcé, surtout au niveau de la lèvre interne qui est adhérente dans toute son étendue.

La lèvre externe est exubérante, et la muqueuse, sous la forme d'un gros bourrelet rouge, sillonné par des brides cicatricielles, recouvre totalement le moignon oculaire auquel elle adhère.

Opération le 28 avril. — Dissection du symblépharon, avivement des lèvres du colobome pour restaurer la paupière supérieure. On pratique ensuite la suture de la conjonctive pour empêcher la reproduction du symblépharon. Enfin opération du ptosis par le procédé de la suppléance du frontal. Pour cela, comme pour le cas précédent, on fait un pont sous le sourcil. Après dissection du lambeau palpebral, on réunit la paupière au bord supérieur de l'incision frontale. Pansement antiseptique.

1er mai. — Il n'existe presque pas de suppuration, les fils conjonctivaux et palpébraux inférieurs sont enlevés.

3 mai. — On enlève les fils du lambeau frontal, poussée d'eczéma impétigineux de la face qui ne fait qu'augmenter les jours suivants, ce qui empêche les pansements compressifs. Glycérolé d'amidon, poudre d'amidon et d'oxyde de zinc.

15 mai. — L'eczéma a envahi la paupière supérieure et il existe un peu de desquamation au niveau de la partie qui répond à la surface profonde du sourcil. Malgré cet impétigo, la réunion est faite et la paupière reste adhérente au pont.

Cet état persiste jusqu'à la fin du mois.

Au 13 juin. — On constate l'état suivant : le cul-de-sac conjonctival est bien reformé; la paupière supérieure, bien régulière, est encore exubérante, et sa muqueuse, très épaisse, tend à s'ectropionner et à former un bourrelet saillant. Cautérisation du bourrelet muqueux au thermo-cautère.

Le 15. — Le bourrelet muqueux est très affaissé, et pour le réduire davantage on y applique journellement de la pommade au bioxyde d'hydrargyre, en même temps qu'on exerce une compression à l'aide du bandage occlusif.

Le malade sort le 28 juin.

Ici encore, je n'avais pas suturé isolément le ligament suspenseur du tarse.

Le jeune malade se représente dans la clinique le 5 décembre. Nous constatons que la paupière demeure régulière et ample ; que le symblépharon ne s'est pas reproduit ; que le moignon de l'œil possède toute sa liberté de mouvements, que le cul-de-sac supérieur conserve toute sa profondeur ; et qu'à part un certain reste de ptosis, et la présence d'un peu de bourrelet muqueux cicatriciel vers l'angle externe de la paupière, l'opération a parfaitement réussi.

Lorsqu'on invite le malade à ouvrir largement l'œil, il contracte son muscle occipito-frontal, et il arrive ainsi à dégager presque complétement son moignon d'œil. Ce résultat est d'autant plus remarquable qu'il s'agit ici d'une paupière colobomateuse, qui avait été déchirée verticalement, avec production ultérieure de symblépharon et d'un ectropion par gonflement cicatriciel de la conjonctive sous-jacente. Si nous ajoutons que le globe de l'œil est atrophié et réduit à l'état de moignon, condition qui prive la paupière de tout soutien, on comprendra sans peine que la correction n'ait pas été aussi complète que chez la malade de la première observation.

Le malade, désireux de compléter le résultat obtenu, demande à être admis de nouveau dans nos salles. Je lui fais, en conséquence, le 14 décembre dernier, une nouvelle cautérisation au thermo-cautère sur le restant de bourrelet muqueux de la paupière ; en même temps que, par une anse de fil passée entre la conjonctive et le tarse, et dont j'ai fait sortir les deux bouts au-dessus du sourcil, j'ai cherché à inverser légèrement la paupière, et à l'attirer davantage en haut et en arrière.

La figure 4 donne l'état présent de l'œil du malade, pourvu d'une coque en verre (20 janvier 1886), état qui se perfectionnera par la suite.

Ce qui frappe le plus chez tous les malades opérés et guéris par la suppléance du muscle frontal, c'est un état de *contracture réflexe continue* de ce muscle. Cette espèce de contraction tonique est elle-même plus prononcée du côté opéré que du côté sain. Le dessin n° 3, calqué sur la photographie de notre première malade, en donne une idée très exacte, par les rides qui existent au front d'une façon permanente. Ce n'est que quand la malade ferme volontairement les yeux que ces rides disparaissent.

Il nous a semblé aussi que le clignotement des paupières est moins fréquent et moins accentué qu'à l'état sain, aussi bien du côté opéré

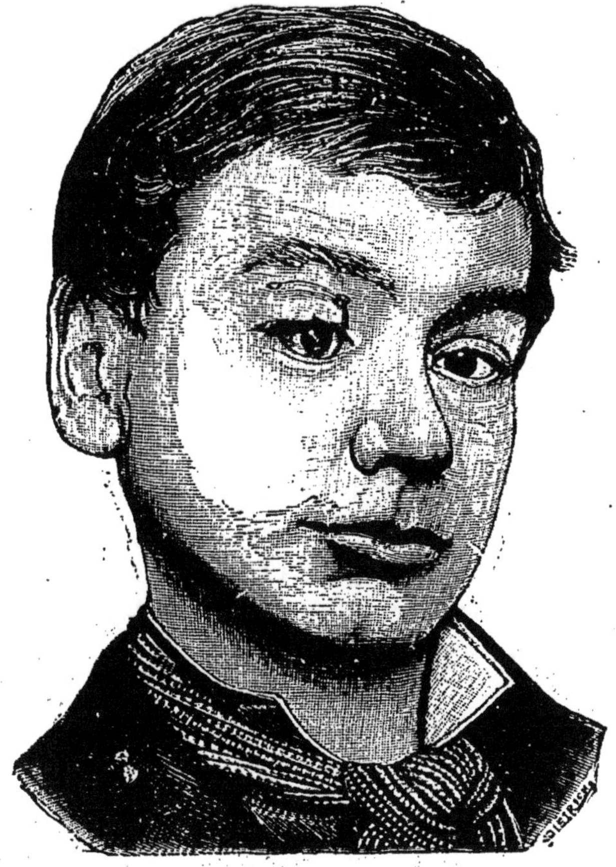

Fig. 4.

que du côté non opéré. Toutes ces particularités peuvent avoir de l'intérêt pour la physiologie du muscle fronto-sourcilier.

CONCLUSIONS

Dans les cas de simple insuffisance ou de ptosis temporaire, le procédé expéditif de la ligature simple est préférable.

Dans les cas de paralysie totale ou d'absence congénitale du muscle releveur de la paupière, on peut recourir au nouveau procédé de M. Panas, qui offre sur les autres les avantages suivants :

1° D'être plus mathématiquement exact dans ses effets ;

2° D'être exempt de douleurs vives post-opératoires, et de ne pas provoquer le gonflement des tissus, de la conjonctive en particulier, comme le fait souvent la ligature sous-cutanée ;

3° D'assurer d'une façon non équivoque l'union cicatricielle de la paupière avec le muscle frontal ;

4° D'établir l'action antagoniste du muscle sourcilier, ce qui fait que le muscle frontal se trouve dans de meilleures conditions pour relever la paupière.

INDEX BIBLIOGRAPHIQUE

(1) Beaunis et Bouchard. — Anatomie descriptive.

(4) Sappey. — Anatomie descriptive, vol. 2, p. 97.

(5) Dictionnaire de médecine et de chirurgie pratique, t. 26 Article Paupières, p. 244.

(2) Kölliker. — Histologie humaine, 2ᵉ édit. franç., p. 901.

(6) Landouzy. — Arch. génér. de médecine, p. 145, août 1877. Blépharoptose cérébrale.

(10) Annales d'ocul., t. 74, p. 288.

(8) Bauvois. — Thèse de Paris, p. 36, 1884.

(12) Mackenzie. — Traité des maladies des yeux, vol. 1, p. 261.

(13) Desmarres. — Leçons cliniques sur les maladies des yeux, p. 452.

(14) Encyclopédie de chirurgie, vol. 5. Chap. Maladies des yeux.

(15) Mackenzie. — Traité des maladies des yeux, vol 1, p. 69.

(16) Arch. für ophthalmologie, 1863, IX. Mayer. Manuel d'ophthalmologie.

(11) Mitry. — Thèse de Paris, 1885, p. 30.

(18) Despagnet. — Recueil d'ophthalmologie, février, 1885. Bibliographie.

(19) Ann. d'ocul., t. 88, p. 147.

(20) Encyclopédie de chirurgie. Chapitre Maladies des yeux.

(21) Ann. d'ocul. de 1882, p. 29, sem. 2.

(22) Ann. d'ocul., t. XC, p. 141.

(23) Caudron. — Revue génér. d'ophthalmologie. Juin, 1885.

(24) Arch. d'ophthalmol., t. VI, janvier-février.

(17) Panas. — Leçons sur le strabisme et les paralysies oculaires, 1873.

(7) Panas. — Nouvelles leçons sur les paralysies des muscles de l'œil.
Union médicale, 1885, septembre-octobre.

(3) A. Blanc. — Le nerf oculo-moteur commun et ses paralysies. Thèse de Paris 1885. Décembre.

(9) Alessi. — Ann. d'ocul., t. 1, sommaire, p. 17. Chute de la paupière supérieure.

Imprimerie de l'Ouest, NÉZAN, Mayenne.

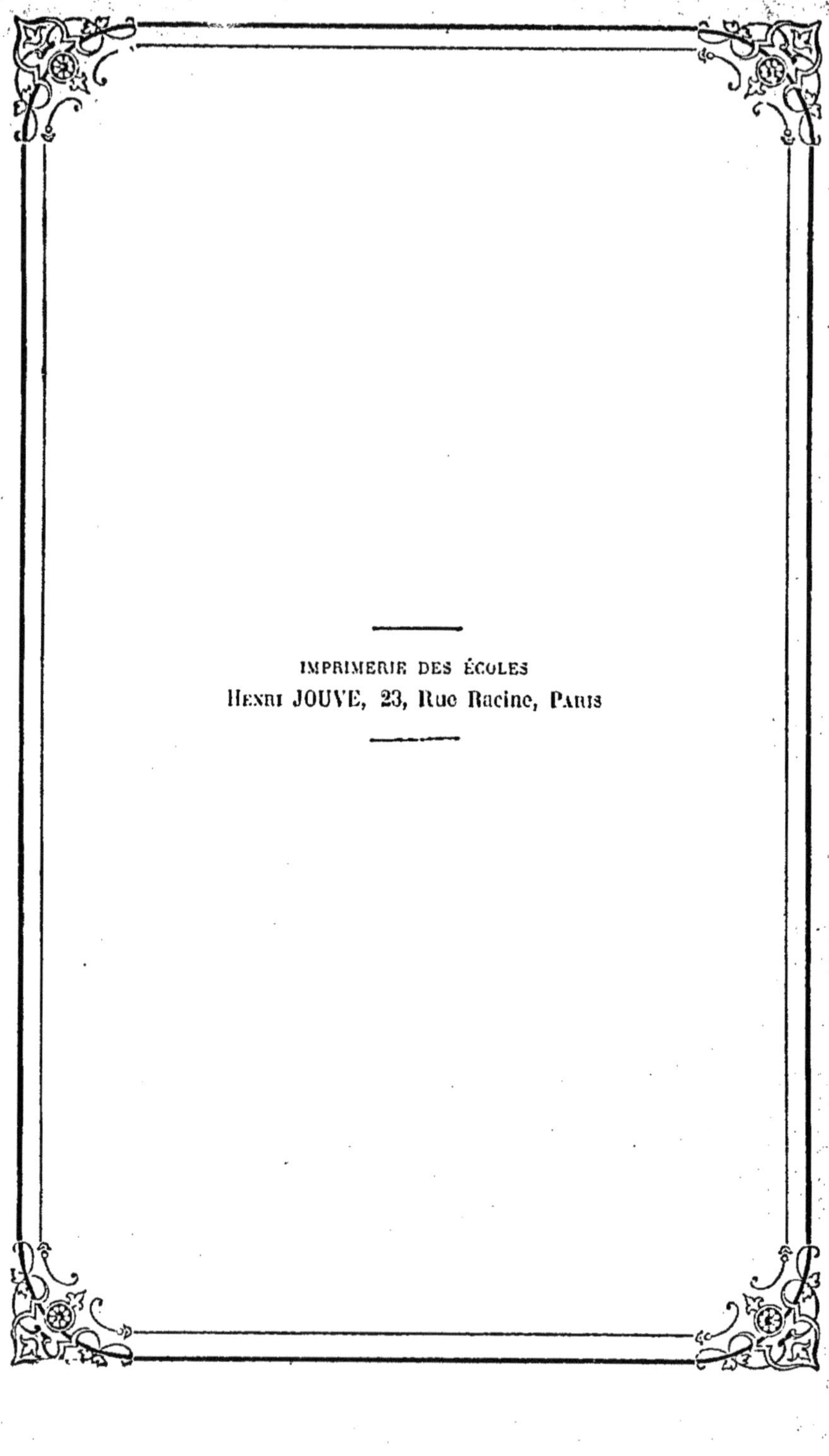
IMPRIMERIE DES ÉCOLES
Henri JOUVE, 23, Rue Racine, Paris

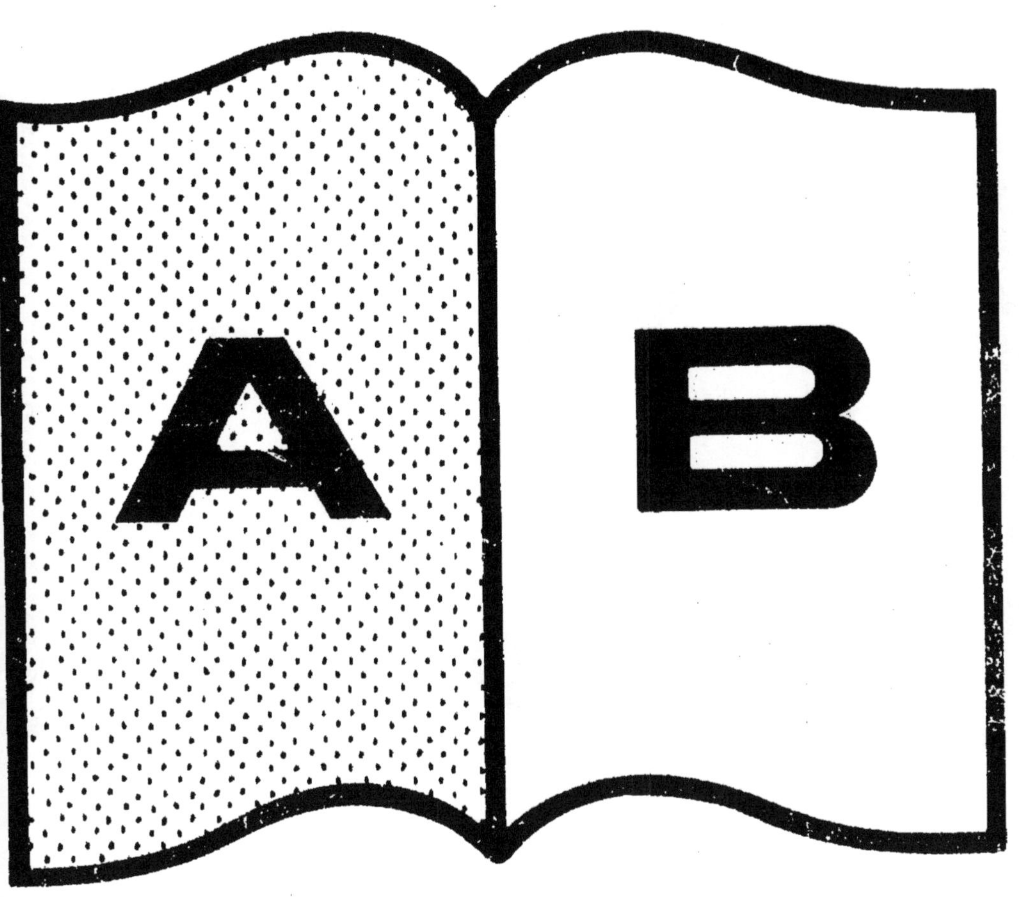

Contraste insuffisant

NF Z 43-120-14

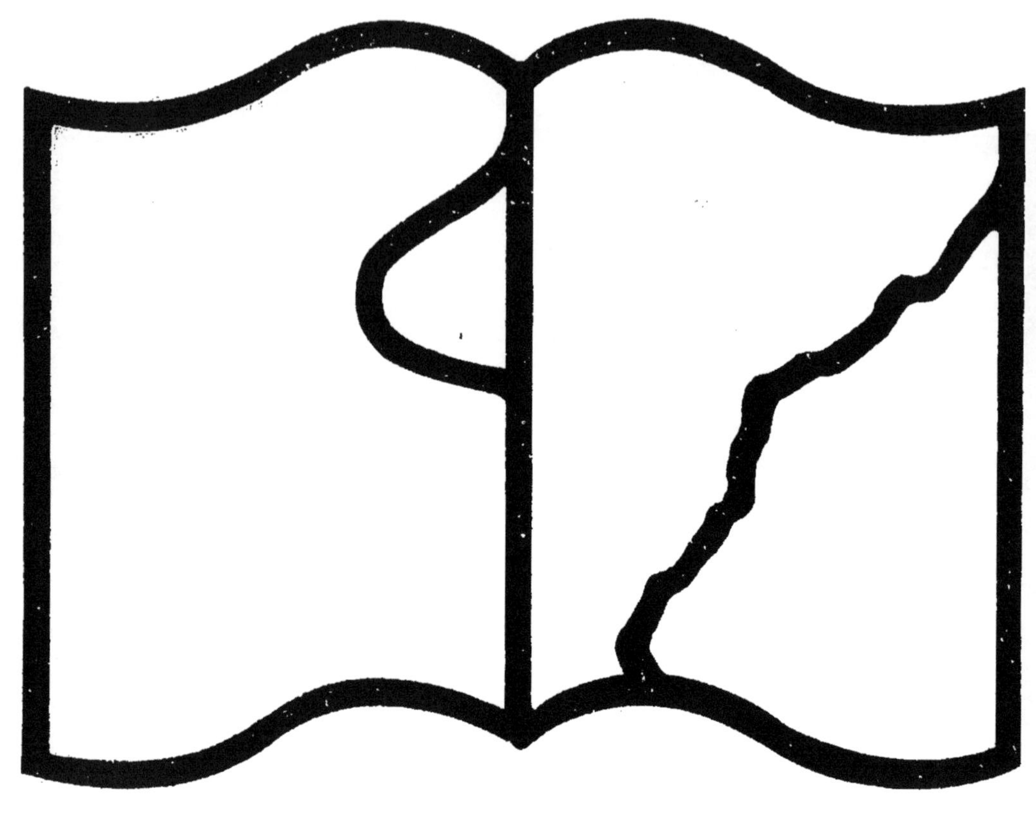

Texte détérioré — reliure défectueuse

NF Z 43-120-11